essentials

essentials liefern aktuelles Wissen in konzentrierter Form. Die Essenz dessen, worauf es als „State-of-the-Art" in der gegenwärtigen Fachdiskussion oder in der Praxis ankommt. *essentials* informieren schnell, unkompliziert und verständlich

- als Einführung in ein aktuelles Thema aus Ihrem Fachgebiet
- als Einstieg in ein für Sie noch unbekanntes Themenfeld
- als Einblick, um zum Thema mitreden zu können

Die Bücher in elektronischer und gedruckter Form bringen das Expertenwissen von Springer-Fachautoren kompakt zur Darstellung. Sie sind besonders für die Nutzung als eBook auf Tablet-PCs, eBook-Readern und Smartphones geeignet. *essentials:* Wissensbausteine aus den Wirtschafts-, Sozial- und Geisteswissenschaften, aus Technik und Naturwissenschaften sowie aus Medizin, Psychologie und Gesundheitsberufen. Von renommierten Autoren aller Springer-Verlagsmarken.

Weitere Bände in der Reihe http://www.springer.com/series/13088

Karolin Schäfer · Vanessa Hoffmann

Sprachentwicklung bei kindlichen Hörstörungen: Phonetik und Phonologie

Forschungsstand für Sprachtherapie und Pädagogik

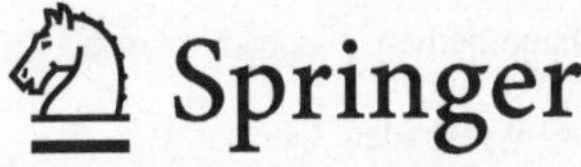

Karolin Schäfer
Köln, Deutschland

Vanessa Hoffmann
Hamburg, Deutschland

ISSN 2197-6708   ISSN 2197-6716   (electronic)
essentials
ISBN 978-3-658-30960-2   ISBN 978-3-658-30961-9   (eBook)
https://doi.org/10.1007/978-3-658-30961-9

Die Deutsche Nationalbibliothek verzeichnet diese Publikation in der Deutschen Nationalbibliografie; detaillierte bibliografische Daten sind im Internet über http://dnb.d-nb.de abrufbar.

Planung/Lektorat: Ulrike Hartmann
Springer ist ein Imprint der eingetragenen Gesellschaft Springer Fachmedien Wiesbaden GmbH und ist ein Teil von Springer Nature.
Die Anschrift der Gesellschaft ist: Abraham-Lincoln-Str. 46, 65189 Wiesbaden, Germany

Was Sie in diesem *essential* finden können

- Zusammenfassende Darstellung der regulären Sprach- und Sprechentwicklung guthörender Kinder ab dem Zeitpunkt der Geburt
- Besonderheiten in der vorsprachlichen Kommunikationsentwicklung und der frühkindlichen Lallentwicklung bei Kindern mit peripherer Hörstörung
- Überblick über den aktuellen Forschungsstand der Sprach- und Sprechentwicklung bei Kindern mit peripherer Hörstörung, bezogen auf die Sprachebene: Phonetik und Phonologie (Aussprache)

Vorwort

In unserer Tätigkeit als Sprachtherapeutinnen, die beide in der Praxis hauptsächlich mit hörgeschädigten Kindern gearbeitet haben, wurde uns oft die Frage von externen Kolleginnen und auch von anderen Personen gestellt: Wie ist das denn bei Kindern mit Hörbeeinträchtigung? Wie sprechen die Kinder, wie verläuft die Sprachentwicklung bei einer peripheren Hörstörung? Was ist bei hörgeschädigten Kindern denn überhaupt anders, und was ist vergleichbar mit guthörenden Kindern?

Um gleich eines vorwegzunehmen – es gibt nicht „das typische hörgeschädigte Kind", dessen Sprachentwicklung exemplarisch in diesem Buch beschrieben werden könnte.

Ganz im Gegenteil – gerade die Population hörgeschädigter Kinder ist durch eine hohe Heterogenität gekennzeichnet, z. B. hinsichtlich Erwerbszeitpunkt der Hörschädigung, Grad des Hörverlusts, Versorgungszeitpunkt, Versorgungsform (Hörgeräte, Cochlea-Implantate), Hörerfahrung und Hörerfolg, Sprachentwicklungsstand, Kommunikationsform bzw. –modalität und viele andere Aspekte mehr!

Nichtsdestotrotz haben wir uns dazu entschieden, in diesem Buch einen ganz kompakten Überblick über den derzeitigen Forschungsstand zur Sprech- und Sprachentwicklung von Kindern mit Hörbeeinträchtigung zu geben. Wir beziehen uns dabei ausschließlich auf Kinder mit peripherer Hörstörung, die apparativ mit Hörhilfen versorgt sind und einen Zugang zur Lautsprache haben, d. h. auf diejenigen Kinder, die hörgerichtet sind und sprechen. Für die Entwicklung gebärdensprachorientierter Kinder bräuchte es ein weiteres Buch! Uns ist bewusst, dass es mittlerweile viele Kinder gibt, die bimodal-bilingual erzogen werden, also mit Einflüssen aus Laut- und Gebärdensprache aufwachsen. Die Darstellung der Sprachentwicklung in beiden Modalitäten hätte aber zu weit geführt, sodass wir uns an dieser Stelle auf die Entwicklung lautsprachlicher Fähigkeiten beschränken möchten.

Dabei erheben wir in diesem Buch keinen Anspruch auf Vollständigkeit aller wissenschaftlichen Studien der vergangenen Jahre im Sinne eines systematischen Reviews – es erschien uns vielmehr wichtig, viele verschiedene Aspekte der (frühkindlichen) Entwicklung aufzugreifen, um ein möglichst umfangreiches Bild zu bieten sowie mögliche Besonderheiten und Herausforderungen für hörgeschädigte Kinder konkret zu benennen. Diese sind jedoch nicht auf jeden Einzelfall übertragbar.

Vielleicht sind wir mit diesem essential ein Stück weitergekommen bei der Frage, die uns so häufig gestellt wurde und die wir gerne beantworten möchten: Wie verläuft die Sprachentwicklung bei Kindern mit Hörbeeinträchtigung? Wir wünschen den Leserinnen und Lesern eine angenehme Lektüre und viele neue Erkenntnisse!

In diesem Essential „Phonetik und Phonologie" liegt der Fokus auf der frühen Sprach- und Sprechentwicklung sowie der Entwicklung der Aussprache ab der Geburt. In einem weiteren Essential „Wortschatz, Grammatik, Kommunikation und Stimme" finden Sie den aktuellen Forschungsstand zu den Themen Semantik und Lexikon, Syntax und Morphologie, Pragmatik und Kommunikation und Stimme.

Karolin Schäfer
Vanessa Hoffmann

Inhaltsverzeichnis

Die Sprachentwicklung ab Geburt

1

Bereits im Mutterleib bilden sich durch die Schallinformationen, die das Kind aufnimmt, neuronale Verbindungen und erste Lernerfahrungen aus, die Einfluss auf den Spracherwerb haben. Sprachentwicklung beginnt also schon weit vor der Geburt, wobei das Kind selbst erste Sprecherfahrungen erst nach der Geburt sammeln kann.

Hör-, Kommunikations-, Sprech- und Sprachentwicklung verlaufen in wechselseitiger Abhängigkeit. Sie können daher nur schwerlich getrennt voneinander betrachtet werden. Dennoch erscheint es sinnvoll, einzelne Aspekte differenziert zu beschreiben, um die Wechselwirkungen zu verdeutlichen.

1.1 Vom ersten Schrei zur Lallentwicklung

Der erste Schrei kurz nach der Geburt ist ein **Reflex zur Umschaltung auf die Lungenatmung.** Über das Schreien äußert das Kind in den ersten Lebensmonaten Bedürfnisse wie Hunger, Durst oder Schmerzen, wobei diese Schreie zunächst auch weiterhin **reflexhaft** auftreten und (noch) nicht konkret an die Bezugspersonen gerichtet sind. Mit der Zeit lernt das Kind, dass es durch Schreien auf sich aufmerksam machen kann und nutzt die Schreie zielgerichtet, um eine Bezugsperson herbeizurufen oder ein Bedürfnis zu äußern.

Hinsichtlich der Parameter Modulation, Rhythmus, Betonung und Intensität ist die Schreimelodie Bestandteil des vorsprachlichen Lautrepertoires des Kindes. Sie kann als **Vorläufer für spätere frühkindliche Vokalisationen** und Lallmonologe angesehen werden (Wermke 2004).

Erste **Variationen in den Schreimelodien** sind außerdem Ausdruck der auditiven Entwicklung und des sich entwickelnden Verständnisses für **Ursache-Wirkungs-Beziehungen.**

▶ **Wichtig**
Die frühkindlichen Vokalisationen wie z. B. Schreien, Lallen und Gurren sind in den ersten sechs Monaten hauptsächlich Ausdruck von anatomischen, physiologischen und neurologischen Reifungsprozessen. Erst später beginnt das Kind damit, Vokalisationen gezielt zur Kommunikation einzusetzen, weil es gelernt hat, dass es mit seinen Äußerungen etwas bewirken kann.
Mit dem Verständnis für Ursache-Wirkungs-Zusammenhänge sammelt das Kind viele Erfahrungen zur Selbstwirksamkeit (self-efficacy).

1.1.1 Erste Lallphase

Mit etwa zwei bis drei Monaten beginnt das Kind auf spielerische Weise, mit seinen Sprechorganen zu experimentieren. Es produziert einfache Geräusche und Laute (Grunzen, Gurren, Seufzen, Quietschen, Sprudeln, Schmatzen, Stimmmodulationen), meist als ein Zeichen von Wohlbefinden. Dies wird als **erste Lallphase** bezeichnet.
Beispiele für die Entwicklungsphasen innerhalb der ersten Lallphase:

- Woche 1–7: Reflexhaftes Schreien, schreckhafte Reaktionen
- Ab dem 3. Monat: Experimentieren mit Sprechorganen, Lautproduktion: cha [tʃa], gr [gʀ], öh [ø:], eku [ɛkʊ], erre [ɛʀə]
- Ab dem 5. Monat: Mundschließung bei der Lautproduktion

1.1.2 Zweite Lallphase

Im Alter von etwa sechs Monaten können bei Kindern die ersten **Silbenverdopplungen** bzw. **Silbenketten** beobachtet werden. Dabei werden von den Kindern vor allem wiederholte **Konsonant-Vokal-Silben** produziert, z. B. /mamamam/, /dadada/, /bababa/. Das Kind setzt diese Silbenketten häufig monologhaft ein. Die Silbenverdopplungen enthalten häufig schon Laute der jeweiligen Muttersprache und entsprechen dieser auch in ihrer Prosodie und Betonung.

Diese Phase wird als **zweite Lallphase** bezeichnet. Sie gilt als Vorstufe zur Wortbildung:

Auf dem Weg zur zweiten Lallphase können bei Kindern verschiedene Entwicklungsstadien beobachtet werden (van Beinum und Hullenaar-Doppen 2010):

Ununterbrochene Phonation /mmm/
Unterbrochene Phonation /m/ /m/ /m/
Artikulation und unterbrochene Phonation /apa/
Artikulation ohne unterbrochene Phonation /ama/

Die zweite Lallphase ist ebenso wie die erste Lallphase **ein genetisch determinierter Entwicklungsprozess** und gegenüber äußeren Einflussfaktoren relativ robust (Wermke 2006; Eilers et al. 1993; Nathani et al. 2007). Sie stellt einen Meilenstein in der frühkindlichen Entwicklung dar und ist ausgesprochen wichtig für die **Reifung des zentralen Hörsystems** und des **Sprechapparates** (Brady et al. 2004).

Auch guthörende **Kinder mit zusätzlichen Beeinträchtigungen** und **hörende Kinder gehörloser Eltern** (CODAS = children of deaf adults) durchlaufen die zweite Lallphase (Oller und Eilers 1988).

Art und Umfang der Lallmonologe haben Einfluss auf die spätere Wortproduktion von Kindern (Smith et al. 2007; McCune und Vihman 2001). Die Konsonantenproduktion innerhalb der zweiten Lallphase ist ein Vorhersagefaktor für den Beginn der Sprachentwicklung (Vihman und Greenlee 1987).

1.1.3   Besonderheiten in der frühkindlichen Lallentwicklung bei hörgeschädigten Kindern

Im Alter von zwei bis sechs Monaten unterscheiden sich Kinder mit Hörstörung in ihrer Sprechentwicklung noch nicht von guthörenden Kindern. Sie durchlaufen die **erste Lallphase** ebenso wie guthörende Kinder. Ab einem Alter von sechs bis acht Monaten zeigen sich **erste qualitative und quantitative Unterschiede** in den Lallmonologen bei hörgeschädigten Kindern im Vergleich zu guthörenden Kindern (Ertmer 2005; Moeller et al. 2007).

Hörgeschädigte Kinder machen in ihren Lallmonologen signifikant mehr:

- variierte ununterbrochene Stimmgebung ohne irgendeine Artikulation
- variierte unterbrochene Stimmgebung ohne irgendeine Artikulation

Hörgeschädigte Kinder machen in ihren Lallmonologen signifikant weniger:

- ununterbrochene Stimmgebung mit einer einzelnen Artikulationsbewegung
- ununterbrochene Stimmgebung mit zwei oder mehreren Artikulations-bewegungen
- unterbrochene Stimmgebung mit zwei oder mehreren Artikulationsbewegungen

Kinder mit einem **mittel- bis hochgradigen/an Taubheit** grenzenden Hörver-lust lassen die zweite Lallphase in den meisten Fällen entweder komplett aus oder beginnen diese nicht vor dem 11. Lebensmonat bzw. häufig auch deutlich später (Ertmer 2005; Oller und Eilers 1988; Eilers und Oller 1994).

Die **auditive Rückkopplung** der eigenen Lallmonologe sowie die **taktile Erfahrung eigener lautlicher Äußerungen** scheinen ausgesprochen wichtig für den Übergang von der ersten zur zweiten Lallphase zu sein (Bass-Ringdahl 2010). Nach einer beidseitigen Cochlea Implantation holen Kinder einzelne Schritte in der Lallentwicklung im Vergleich zu guthörenden gleichaltrigen Kindern schnell wieder auf (Välimaa et al. 2019; Schramm et al. 2010).

▶ Eine verzögerte oder ausbleibende zweite Lallphase kann Hinweis auf eine nicht-erkannte Hörstörung sein. Bei hörgeschädigten Kindern sind die Vielfalt der Phoneme (Qualität) und die Häufigkeit der Lall-monologe (Quantität) herabgesetzt. Eine gering- bis mittelgradige Hör-störung verzögert die Produktion von Lallmonologen vermutlich nicht signifikant bzw. nur in Einzelfällen (Nathani et al. 2007).

Wenn Kinder mit einer Hörstörung früh erkannt und mit Hörhilfen versorgt werden, bleibt der Beginn der zweiten Lallphase verzögert, aber qualitativ nicht abweichend von den Lallmonologen guthörender Kinder (Moeller et al. 2007; Kishon-Rabin et al. 2005; Schauwers et al. 2008).

Kinder mit einem Hörverlust, der kleiner ist als 50 dB (Dezibel), holen die einzelnen Entwicklungsschritte nach der Versorgung schneller auf als Kinder mit einem Hörverlust **größer als 50 dB.**

▶ Das Versorgungs- bzw. Implantationsalter von Kindern mit einer Hörstörung ist von entscheidender Bedeutung für die frühkindliche Lallentwicklung, welche wiederum Einfluss auf die Sprachent-wicklung hat.

1.2   Vorsprachliche Kommunikationsentwicklung

Lange bevor das Kind die ersten bedeutungstragenden Wörter spricht, erwirbt es eine Vielzahl an pragmatisch-kommunikativen vorsprachlichen Kompetenzen, die durch das Verhalten der Eltern auf natürliche Weise aufgegriffen und erweitert werden und schließlich zu den ersten gezielten lautlichen Äußerungen führen.

Beim Erwerb vorsprachlicher Kommunikationskompetenzen spielen die Eltern und andere nahe Bezugspersonen in der kindlichen Entwicklung eine ganz wesentliche Rolle. Eltern verfügen über eine **intuitive Bereitschaft,** kontingent, d. h. unmittelbar auf die kindlichen Äußerungen und Befindlichkeiten einzugehen. Sie schaffen einen Kommunikationsrahmen, in dem **frühe Dialoge** zwischen Eltern und Kind entstehen (Horsch 2004; Bruner 2002).

Dabei wird das Kind von Anfang an von den Erwachsenen im Idealfall wie ein **aktiver und kompetenter Gesprächspartner** wahrgenommen und behandelt (Papousek 1994). Eltern unterstellen den kindlichen Äußerungen eine **Intention,** indem sie diese aufgreifen, spiegeln, bestätigen und erweitern.

Im dialogischen Geschehen – und auch im Umgang mit Gegenständen – lernt das Kind spielerisch und mit einer **geringen Fehlerwahrscheinlichkeit,** dass es seine Umwelt beeinflussen und manipulieren kann. Dies wird auch als **Ursache-Wirkungs-Verständnis** bezeichnet.

Die frühen Dialoge zwischen Eltern und Kind sind gekennzeichnet durch einen häufigen Wechsel zwischen den Dialogpartnern. Dieser Wechsel wird in der kommunikativen Entwicklung auch als **Turn-Wechsel** oder **Turn-Taking** bezeichnet.

Kinder äußern bestimmte Lautabfolgen zunächst **unwillkürlich** und werden erst durch die Reaktionen ihrer Bezugspersonen dazu ermuntert und verstärkt, diese zu wiederholen, weil es den Bezugspersonen Freude bereitet und der Dialog lustvoll und anregend ist. Erst viel später setzt das Kind Wörter gezielt und intentional ein. Die frühen Dialoge werden daher auch als **Protodialoge** bezeichnet, da noch keine tatsächlichen Informationen übermittelt werden.

Beispiel: Protodialog mit Turn Taking

Kind   „öh öh"
Vater   (lachend) „Ja, was meinst denn Du, öh öh?"
Kind   (lacht)
Vater   „öh öh!"
Kind   „mh öh"
Vater   „Ja genau, öh öh."
Kind   (lacht) „öh" ◄

Ab einem Alter von etwa vier Monaten beginnt das Kind, die Fähigkeit zur **Objektpermanenz** zu erwerben. Es versteht nun, dass Gegenstände und Personen auch dann noch existieren, wenn sie gerade nicht sichtbar oder außerhalb des Wahrnehmungsbereiches des Kindes sind. Es beginnt, aktiv nach einem Gegenstand zu suchen, wenn dieser z. B. unter einer Decke versteckt ist. Mit der Objektpermanenz wird es dem Kind möglich, über etwas zu kommunizieren, das gerade nicht in seiner Umgebung vorhanden ist. Dies hat später auch erheblichen Einfluss auf die Entwicklung des Wortschatzes und der Grammatik, da das Kind lernt, situations- und ortsunabhängig über Erlebnisse, Gegenstände und Personen zu kommunizieren.

Einen weiteren wichtigen Meilenstein in der vorsprachlichen Kommunikationsentwicklung stellt die Entwicklung von **Intentionalität** dar. Während die Verhaltensweisen des Kindes zunächst ungerichtet und ungezielt sind, entwickelt sich mit der Zeit ein Verständnis für Zusammenhänge und Beziehungen zwischen Gegenständen, Personen und Ereignissen. Aus einem ungezielten Verhalten wird zunächst ein gezieltes Verhalten und später eine gezielte Kommunikation. Dies markiert den **Übergang von der prä-intentionalen zur intentionalen Kommunikation.**

▶   Ein Kind kann erste Wörter erst dann zielgerichtet einsetzen, wenn
     es intentional kommuniziert.

Kinder zeigen **gezieltes Verhalten,** wenn sie ihre Bedürfnisse und Interessen kennen und gezielt danach handeln können. Dies wird z. B. deutlich, wenn sie nach Gegenständen greifen, die sie haben möchten und die sie auch gezielt wieder wegwerfen können, wenn sie etwas Anderes nehmen wollen. In diesem Entwicklungsstadium weiß das Kind, was es möchte und was es nicht möchte. Es zeigt Anzeichen von **Zustimmung und Ablehnung,** wenn ihm Spielzeuge angeboten werden (Garbe 2015).

Kommunikative Entwicklung nach Kane (Wilken 2006)
- Ungezieltes Verhalten
- Gezieltes Verhalten
- Partnerbezogene Äußerungen
- Konventionelle Äußerungen
- Symbolische Kommunikation

Bei der Beschäftigung mit Gegenständen und dem Dialog mit den Bezugspersonen ist die Aufmerksamkeit des Kindes zunächst entweder auf den Spielgegenstand **oder** die Bezugsperson gerichtet. Das Kind ist noch nicht in der Lage dazu, **seine Aufmerksamkeit zwischen Gegenstand und Bezugsperson zu teilen** und deren **Verbindung** zueinander zu erkennen.

Die Fähigkeit zur gemeinsam gerichteten Aufmerksamkeit zweier sozialer Partner auf ein Objekt wird auch als Joint Attention bezeichnet (Zollinger 2007).

Sofern das Kind einen gewünschten Gegenstand nicht alleine erreichen kann und zu weinen beginnt, ist dies noch **keine gezielte kommunikative Mitteilung** an eine andere Person im Sinne von: „Bitte hilf mir!", sondern Ausdruck von Frustration und Ärger, da der Gegenstand nicht erreicht wird (Garbe 2015).

Wenn das Kind mit einem **triangulären Blickkontakt** (auch pendelnder Blick oder referentieller Blickkontakt) zwischen Bezugsperson und Gegenstand hin- und herschaut und gleichzeitig lautiert, so wird hier erstmals die **Mitteilung** an die Person deutlich: „Bitte hilf mir, ich komme allein nicht dran!".

Der trianguläre Blickkontakt kann ab einem Kindesalter von etwa 9 Monaten beobachtet werden (Friederici und Hahne 2000) und markiert den Beginn der intentionalen Kommunikation.

In diesem Entwicklungsstadium weiß das Kind nicht nur, was es haben will oder was ihm fehlt, sondern auch, dass es sich an eine andere Person wenden kann, damit diese beim Erreichen des Ziels hilft. In diesem Entwicklungsstadium wird dem Kind deutlich, dass die Bezugsperson einen anderen Bezug auf denselben Gegenstand oder das Ereignis, über das gesprochen wird, haben kann. Das Kind lernt, **gezielt Wünsche und Bedürfnisse** zu äußern, weil es verstanden hat, dass es diese mitteilen kann oder sogar muss, damit der Gesprächspartner versteht (Friederici und Hahne 2000; Garbe 2015).

▶   Der Entwicklungsschritt von der prä-intentionalen zur intentionalen Kommunikation kann bei hörgeschädigten Kindern mit Zusatzbeeinträchtigungen verzögert sein.

Voraussetzungen für eine intentionale Kommunikation sind (Butzkamm und Butzkamm 2004):

- 9–12 Monate: Sich vergewissern, ob der Partner „meinen" Gegenstand ebenfalls im Blick hat.
- 11–14 Monate: Erfassen, worauf der Partner sein Augenmerk gerichtet hat, und es ihm nachtun (auch wenn der Gegenstand oder das Ereignis, auf das die Bezugsperson blickt, noch nicht im Sichtfeld des Kindes ist).
- 13–15 Monate: Zeigen als Bewusstseinslenkung des Partners (im Sinne einer Aufforderung: „Gib, tu!" oder Aussage: „Das da!")

Die Fähigkeit zur Joint Attention ist ein **signifikanter Vorhersagefaktor** für die expressive und rezeptive Sprachfähigkeit von Kindern (Brady et al. 2004). Insbesondere die **Entwicklung des Zeigens** (definiert als die Bewegung mit ausgestrecktem Arm und Zeigefinger auf ein Objekt in unmittelbarer Nähe), die bei Kindern ab einem Alter von etwa neun bis 11 Monaten beobachtet werden kann, ist ein Prädiktor für die spätere sprachliche Entwicklung und beeinflusst vorsprachliche Gesten, Sprachverständnis und die Entwicklung des rezeptiven Wortschatzes (Butterworth und Morissette 1996; Lüke et al. 2016).

Bezugspersonen reagieren in der Regel schnell auf das Zeigen der Kinder und geben zusätzlichen sprachlichen Input und soziale Zuwendung (Goldfield 1990).

Zu den weiteren vorsprachlichen kommunikativen Verhaltensweisen gehören der angemessene Blickkontakt, das Suchen nach Aufmerksamkeit durch Lautmalereien (Lautieren, Quengeln, Ausrufe), das Bewusstsein und Interesse für das Vorhandensein von Sprache und der Gebrauch von einfachen Gesten und Vokalisationen (Tait et al. 2000).

Ab einem Alter von etwa 12 Monaten entdeckt das Kind die **Symbolfunktion** von Sprache und beginnt damit, Wörter zielgerichtet einzusetzen. Zu den ersten Wörtern gehören „Mama" und „Papa" ebenso wie viele gesprächssteuernde Wörter wie „da", „mehr", „nein" o. Ä.

Erst später begreifen Kinder, dass auch andere Kinder eine „Mama" und einen „Papa" haben. Dies führt zu einer Ausdifferenzierung des Wortschatzes hinsichtlich der **semantischen Fähigkeiten.**

Besonderheiten bei hörgeschädigten Kindern in der vorsprachlichen Kommunikationsentwicklung

Sofern beobachtbare Hörreaktionen bei Kindern zunächst ausbleiben oder verzögert ausfallen, reagieren Eltern häufig mit Unsicherheit und einer Veränderung ihrer natürlichen Kommunikationsangebote (Thompson und Thompson 1991). Hörgeschädigte Kinder suchen insgesamt seltener mit Lautmalereien und Stimmmodulationen nach der Aufmerksamkeit ihrer Bezugspersonen (Tait et al. 2000), so dass Eltern in vielen Fällen auch weniger Angebote unterbreiten.

Wenn das Kind nicht adäquat auf kommunikative Angebote eingeht und bestimmte erwartete Reaktionen ausbleiben, besteht die Gefahr, dass Eltern ihr natürliches elterliches Verhalten immer weniger einsetzen und langfristig die soziale Bindung zwischen Eltern und Kind negativ beeinflusst wird.

1.3 Die ersten Wörter

Im Alter von etwa neun Monaten beginnen Kinder damit, **sprachähnliche Muster** und weitere **prosodische Eigenschaften** der Muttersprache zu imitieren (z. B. Anhebung der Sprachmelodie am Ende eines Monologs, wie bei einer Frage). Dieses Verhalten wird auch als **Jargon** oder **Nachlallperiode** bezeichnet. Die sprachähnlichen Muster werden von den Kindern **kommunikativ** im Dialog mit der Bezugsperson eingesetzt.

Die Lallmonologe werden insofern differenzierter, als dass **wechselnde Konsonanten** in den Silbenketten auftreten (z. B. /daba/, /gada/).

Aus den Lautmalerien entstehen schließlich **erste bedeutungstragende Wörter** wie „da", „Mama", „Papa", „nein" oder Ähnliches. Die ersten **gezielten Wortäußerungen,** die in einigen Fällen zunächst nur von den Eltern verstanden werden, können ab einem Kindesalter von etwa 10–14 Monaten beobachtet werden.

Die Artikulation der ersten Wörter ab einem Alter von 12 Monaten ist zunächst noch geprägt durch

- Silbenverdopplungen: Ball = baba
- Auslassung unbetonter Silben: Banane = Nane
- Lautauslassungen: Löffel = Öffe
- Vereinfachung von Konsonantenverbindungen: Brot = Bot

1.3.1 Einwortstadium

Ab einem Alter von etwa 12 Monaten setzt das Kind Wörter **gezielt** und **kontextgebunden** ein. Der Wortschatz erweitert sich dabei kontinuierlich (Papousek 1994). Dies wird als **Einwortstadium** oder Phase der **Einwortsätze** bezeichnet. Mit Einwortäußerungen kann das Kind zum Teil schon einen ganzen Satz bzw. Zusammenhang mitteilen:

Einwortsätze
- „Opa?"
  - Wo ist Opa? Wann kommt Opa?
- „ Opa!"
  - Komm schon, Opa! Da ist Opa!

- „Opa!"
  - Nimm mich auf den Arm, Opa! Ich will mit Dir spielen, Opa! Opa soll mir das geben!
- „Opa!"
  - Opa ist nicht da! Ich will jetzt, dass der Opa kommt! Ich will, dass Opa das macht!

Weiterhin nutzt das Kind viele **Gesten zur Kommunikation** und beantwortet Fragen durch **Zeigen, Gesten und Handzeichen** (z. B. „Wie groß bist Du?", „Wo ist der Opa?"). Wörter werden zum Teil auch **echolalisch** eingesetzt, indem Äußerungen von Erwachsenen spontan gespiegelt werden (z. B. Frage an das Kind: „Wie alt bist Du?" Antwort: „Biddu?").

Der expressive Wortschatz umfasst im Alter von 18 Monaten ca. 20–50 Wörter. Ab dem 18. Lebensmonat vergrößert sich das Vokabular explosionsartig. Dies wird als **Wortschatzspurt** oder **Wortschatzexplosion** bezeichnet.

1.3.2 Zwei- und Mehrwortstadium

Erste **Mehrwortkombinationen** tauchen bei Kindern zwischen dem 18. und 24. Lebensmonat auf. Der expressive Wortschatz umfasst bis zum Alter von zwei Jahren etwa 200 Wörter, wobei damit nicht nur Substantive und Verben gemeint sind, sondern auch situationsunabhängige Funktionswörter wie „da", „mehr", „auch", „nicht". Erst dadurch werden erste Zwei- und Mehrwortkombinationen möglich („Papa da!", „mehr Nane!", d. h. „mehr Banane!").

Die ersten Mehrwortsätze folgen noch nicht den Regeln der Grammatik der Muttersprache, sondern werden von den Kindern zum Teil **innovativ** kombiniert. Der Fokus liegt auch weiterhin auf dem pragmatisch-kommunikativen Einsatz von Sprache.

Bsp.: Pragmatischer Einsatz von Zweiwortsätzen zur Mitteilung komplexer Zusammenhänge:

- Emil (1;9 Jahre): „Mama, da! (zeigt auf den Seifenspender, der auf den Badezimmerfußboden gefallen ist). Da einer appe-lo!"
  - Mutter: „Ja, hoppala! Da ist die Seife runtergefallen. Komm, wir heben sie auf!"

Das Kind beginnt, dem Erwachsenen Fragen zu stellen. Dies wird auch als das **erste Fragealter** bezeichnet. (Kind: „Da?", „Is das?", d. h. „Was ist das?"). Kinder können im Alter von 18–24 Monaten schon **einfache Fragen** beantworten, **Anweisungen befolgen** und **komplexere Sätze** verstehen. Sie zeigen Interesse an Reimen, Liedern und Singen.

1.4 Sprachentwicklung ab dem dritten Lebensjahr

Im dritten Lebensjahr (24–36 Monate) kann das Kind die meisten **Gegenstände** in seiner Umgebung benennen. Zudem beginnen Kinder, affektive Begriffe (z. B. mag nicht, ich will) zur Äußerung ihrer Wünsche zu nutzen (Kristen et al. 2012). Ab einem Alter von 36 Monaten verwendet das Kind **Sätze** aller Art, z. B. Aussage-, Frage- und Relativsätze, wobei diese häufig noch grammatikalisch unvollständig, aber für Außenstehende häufig schon gut verständlich sind. Bis zum Alter von 48 Monaten umfasst der aktive Wortschatz der Kinder etwa 1200 Wörter.

Das Kind setzt mittlerweile die für die deutsche Sprache übliche **Verbzweitstellung** korrekt ein: „Ben *trinkt* Wasser", wobei zuvor häufig das Verb in Endstellung und im Infinitiv eingesetzt wurde: „Ben Wasser *trinken*."

Das Kind gebraucht mit einem Alter von etwa 25 Monaten erstmals das Wort „ich" und kann zwei Anweisungen hintereinander befolgen, z. B. „Hol schon mal ein Buch und leg es auf das Sofa." Es beginnt damit, über Erlebnisse im Kindergarten zu erzählen und kann sich beim Zuhören kurzer Geschichten immer besser konzentrieren.

Mit etwa 32–36 Monaten beginnt das zweite Fragealter, wobei nun auch die W-Fragen eingesetzt werden: Was, Warum, Wo, Wer, Wie usw.

Mit etwa 43–48 Monaten nutzt das Kind die **Verbendstellung** in Nebensätzen korrekt (z. B. „Ich will Nudeln haben, weil ich hungrig *bin*."). Es kann Farben und Präpositionen (z. B. auf, unter, neben) korrekt benennen. Das Lautinventar ist mittlerweile fast vollständig, wobei **Zischlaute** (/s/, /z/, /sch/, /ts/) noch nicht korrekt artikuliert werden müssen. Das Kind verwendet nahezu alle grammatikalischen Zeitformen des Deutschen und kann Geschichten nacherzählen.

Ab dem 58.–64. Lebensmonat gelingt die Beschreibung von **komplexen Zusammenhängen** und Gedanken sprachlich immer besser. Das Kind verwendet **Kategorien,** d. h. Oberbegriffe (z. B. Möbel, Fahrzeuge) und **abstrakte Begriffe** wie „Glück" und „Pech" zur Beschreibung von Gegebenheiten und Erlebnissen. **Pluralformen** werden mittlerweile korrekt eingesetzt. Bei der Verwendung von **Passiv- oder verneinten Sätzen** bestehen z. T. noch Unsicherheiten. Die Kommunikation mit Gleichaltrigen gelingt mühelos.

Wie lernen Kinder sprechen?
- In der Regel intuitiv und beiläufig
- durch die Reaktionen ihres sozialen Umfelds,
- durch die Erfahrung, dass Bezugspersonen auf ihre (verbalen) Äußerungen reagieren,
- durch die auditive Rückkopplung der eigenen Äußerungen,
- durch die Imitation des Gehörten und die Verstärkung der Bezugspersonen,
- in sozialer Interaktion und in konkreter Handlung mit den Bezugspersonen.

Besonderheiten der Sprach- und Sprechentwicklung hörgeschädigter Kinder

2

Dank der Verbesserung der technischen Möglichkeiten und des Wissens um die Notwendigkeit einer frühen Versorgung und therapeutischen Begleitung haben Kinder mit einer Hörstörung heute immer bessere Chancen, Lautsprache zu erwerben.

▶ **Wichtig**
Die Lautsprachentwicklung hörgeschädigter Kinder ist abhängig von individuellen Voraussetzungen und äußeren Einflussfaktoren.
Es kann in vielen Fällen nicht vorausgesagt werden, wie sich die Lautsprache beim Kind entwickeln wird und ob ein zusätzlicher Bedarf an Lautsprachunterstützenden Gebärden oder Gebärdensprache vorliegt.

Kinder mit Hörstörung bleiben in vielen Fällen in ihrer rezeptiven und expressiven Wortschatzentwicklung gegenüber guthörenden Kindern etwas verlangsamt (Mayne et al. 2000a, b; Moeller et al. 2007). Viele Kinder mit Hörgeräten oder Cochlea-Implantaten fallen zudem im späteren Verlauf ihrer Entwicklung durch eine auffällige Artikulation einzelner Sprachlaute auf.

Im Folgenden werden Einflussfaktoren einer Hörstörung auf die linguistischen Sprachebenen näher erläutert.

2.1   Phonetik und Phonologie

Von Geburt an nehmen **guthörende Kinder** Sprachlaute aus ihrer Umgebungssprache wahr und beginnen diese nachzuahmen und selbst zu produzieren (Rothweiler 2015). Sind das Hörvermögen und die audiophonatorische Rückkopplung in den frühen Phasen der vorsprachlichen und sprachlichen Entwicklung durch eine Hörstörung beeinträchtigt und verhindern die auditive Wahrnehmung spezifischer prosodischer Elemente der Umgebungssprache und der eigenen Lautproduktionen, wirkt sich dies negativ auf die Lautproduktion und – verwendung aus (Kishon-Rabin et al. 2009; von Hapsburg und Davis 2006).

Im Folgenden werden unterschiedliche Teilbereiche der phonetisch-phonologischen Entwicklung, untergliedert nach **Laut- und Phonemerwerb, Erwerb von Silbenstrukturen und Konsonantenverbindungenen** und **phonologischen Prozessen,** und ihre Besonderheiten bei Kindern mit Hörschädigung beschrieben. Die Trennung von Laut- und Phonemerwerb ist dabei eher theoretischer Natur und wird aus Gründen der Übersichtlichkeit vorgenommen. In der Praxis sind diese beiden Ebenen im Spracherwerb nicht immer klar voneinander zu trennen, sondern gehen ineinander über (Rothweiler 2015).

2.1.1   Lauterwerb

▶ Ein **Phon** (Sprachlaut) ist die kleinste durch Segmentierung gewonnene lautliche Einheit der Sprache.

Stelmachowitz et al. (2004) verglichen den **Lauterwerb** von drei hörgeschädigten Kindern, die vor dem ersten Geburtstag mit Hörgeräten versorgt wurden, zwei Kindern, bei denen die Diagnose später gestellt wurde und 20 guthörenden Kindern. Sie fanden heraus, dass die früh diagnostizierten Kinder im Alter von 16 Monaten den Lautbestand erreichten, den guthörende Kinder mit neun Monaten aufwiesen. Bei den spät diagnostizierten Kindern betrug die Verzögerung sogar 21 Monate. Insbesondere bei den **Frikativen** trat eine Verzögerung auf. In einer weiteren Längsschnittstudie über sechs Jahre mit neun Cochlea-Implantat (CI)-versorgten Kindern zeigte sich, dass die Zahl der erworbenen Laute zwar anstieg, das Wachstum sich aber im sechsten Jahr abschwächte und schließlich nur die **Zischlaute** von über der Hälfte der Kinder nicht korrekt realisiert wurden (Blamey et al. 2001).

▶ Voraussetzung für den ungestörten Lauterwerb ist die Fähigkeit der **Lautwahrnehmung.**

In einer Matched-pairs-Untersuchung verglichen Keilmann et al. (2008) den Lautstatus fünf- und sechsjähriger Kinder mit einer Sprachentwicklungsstörung (n = 48), die entweder schwerhörig waren oder von einer **spezifischen Sprachentwicklungsstörung (SSES)** betroffen waren, um herauszufinden, ob bei schwerhörigen Kindern mit Sprachentwicklungsstörung die Aussprachestörung ähnlich schwer ausgeprägt ist und dieselben Konsonanten betroffen sind wie bei Kindern mit einer spezifischen Sprachentwicklungsstörung. Die Parallelisierung der Gruppen erfolgte hinsichtlich der Faktoren Alter, Geschlecht, Intelligenz und Schweregrad der Sprachentwicklungsstörung. Bei den hörgeschädigten Kindern wurde zudem der Einfluss des Schweregrades der Hörstörung ermittelt.

Insgesamt konnte bei keinem der 42 untersuchten Kinder ein komplett unauffälliger Lautstatus festgestellt werden. Die Studie zeigt, dass hörgeschädigte Kinder die gleichen Aussprachestörungen bei **Konsonanten** zeigten wie Kinder mit spezifischen Sprachentwicklungsstörungen, am häufigsten waren die **Zischlaute** betroffen. Hinsichtlich des Schweregrades der Hörstörung wiesen Kinder mit hochgradiger Hörstörung etwa gleich stark ausgeprägte Lautbildungsstörungen auf wie Kinder mit geringgradigen Schwerhörigkeiten, die Gruppe der Kinder mit mittelgradiger Schwerhörigkeit schnitt am günstigsten ab. Ferner ließ sich bei den schwerhörigen Kindern keine Abhängigkeit des Schweregrads der Aussprachestörung vom Ausmaß der Hörstörung ableiten. Lediglich für die getrennte Betrachtung von /s/ und /ʃ/ bei mittelgradig und hochgradig schwerhörigen Kindern schien sich die schlechtere Hörleistung auf die Aussprache auszuwirken.

Nach Wirth et al. (2000) sind die **Zischlaute** bei Aussprachestörungen am häufigsten betroffen (/s/, /ʃ/, /ç/: 33,5–54,5 %), gefolgt von den Lauten der dritten Artikulationszone (Gaumenlaute) (/g/, /k/, /j/, /X/, /r/: 17,9–28 %). Die Laute /b/, /w/, /p/, /f/, /d/, /t/, /l/, /n/ werden mit 1,5–11 % am seltensten fehlgebildet. Die Ergebnisse der Studie Keilmann et al. (2008) bestätigen diese Verteilung weitestgehend. Die Autoren kommen zu dem Schluss, dass bei hörgeschädigten Kindern zwar häufig vor allem die Lautbildung fehlerhaft ist, jene Aussprachestörungen im Rahmen einer schweren Sprachentwicklungsstörung bei Kindern mit Hörstörungen im Vorschulalter jedoch kein kategorisierendes Symptom im Vergleich zu spezifischen Sprachentwicklungsstörungen zu sein scheint.

In einer schwedischen Untersuchung verglichen Hansson et al. (2007) ebenfalls die Lautproduktion von Kindern mit spezifischen Sprachentwicklungsstörungen und hörgeschädigten Kindern. Anhand eines Bild-Benenntests wurde die Anzahl korrekt gebildeter Konsonanten in 58 Wörtern gemessen.

Die hörgeschädigten Kinder wiesen statistisch signifikant bessere Leistungen auf und waren mit 99,08 % korrekter Lautbildung nahezu fehlerfrei. Es muss allerdings erwähnt werden, dass keine Kinder mit hochgradigem oder an Taubheit grenzenden Hörverlust in die Studie einbezogen wurden. Die Kinder der SSES-Gruppe bildeten im Mittel nur 72 % der Laute korrekt. Die ausgeprägten Unterschiede in dieser Studie können möglicherweise mit den geringeren Hörverlusten und dem höheren Alter der Kinder erklärt werden.

Moeller et al. (2007) wählte das **Implantationsalter** als Bezugsgröße für den Lauterwerb von Kindern mit CI. Sie beobachtete, dass die Produktion von Konsonanten neun Monate nach Implantation anstieg, jedoch dann auf einem Level stagnierte und sich nicht weiterentwickelte. Das phonetische Inventar umfasste häufig bilabiale Laute wie /p/ und dentolabiale Laute wie /v/ sowie alveolare Laute wie (/t/).

> ▶ Es gibt Hinweise, dass das Lautinventar hörgeschädigter Kinder weniger vielfältig ist und die Anzahl vorwiegend an vorderen Artikulationsorten gebildeten Lautproduktionen höher zu sein scheint. Diese Beobachtung wird auf die Tatsache zurückgeführt, dass labiale und bilabiale Laute visuell sehr gut zu beobachten sind und so von hochgradig schwerhörigen bzw. resthörigen Kindern vom Mund abgesehen werden können (Moeller et al. 2007).

In ihrer Studie zur Erfassung der präverbalen Sprachentwicklung verglichen Schauwers et al. (2008) CI-versorgte Kinder mit einer guthörenden Kontrollgruppe und werteten die Beobachtungen ebenfalls hinsichtlich des Versorgungszeitpunkts mit den Hörsystemen aus. Sie fanden heraus, dass Kinder, die früh mit einem CI versorgt wurden, eine **höhere Anzahl von Frikativen** und eine **geringere Anzahl von Labialen** produzierten als spätversorgte Kinder. Zudem waren bei den CI-versorgten Kindern **weniger Liquide** zu beobachten als bei den guthörenden Kindern. Dabei ergab sich eine Rangfolge der Laute (Plosive-Labial-Nasal-Frikativ-Lateral), die in beiden Gruppen zu beobachten war.

Die frühe Diagnose und Versorgung einer kindlichen Hörstörung und moderne Sprachtherapiekonzepte tragen wesentlich dazu bei, dass die Einschränkungen im Lautspracherwerb für hörgeschädigte Kinder minimiert werden. Die fortschrittlichen Kodierungsstrategien in der Hörsystemtechnologie zur Aufbereitung und Analyse von Schallsignalen decken heutzutage zudem nahezu den ganzen Frequenzbereich der Sprache ab und begünstigen die auditive Lautwahrnehmung und -produktion.

Exkurs: Lauterwerb guthörender Kinder

Fox und Dodd (1999) untersuchten in einer Querschnittstudie an 177 monolingual deutschsprachigen Kindern im Alter von 1;6 bis 5;11 Jahren mithilfe eines Bildbenennungsverfahrens, wann guthörende Kinder welche Laute artikulatorisch korrekt bilden können. Sie definierten, dass ein Laut dann als erworben gilt, wenn er von mindestens 90 % der Kinder innerhalb einer Altersgruppe mindestens zwei Mal **artikulatorisch** korrekt realisiert wird. Tab. 2.1 ist zu entnehmen, dass Plosive und Nasale den Frikativen zeitlich vorgelagert und die vorderen vor den hinteren Konsonanten erworben werden.

2.1.2 Phonemerwerb

▶ Ein **Phonem** ist die kleinste, bedeutungsunterscheidende (distinktive) Einheit einer Sprache (Ramers 2015). Es wird dann als Phonem gewertet, wenn es sich an der korrekten Wortposition befindet und wenn seine Realisation keine bedeutungstragende Unterscheidung hervorruft. Letzteres bedeutet auch, dass die Bildung des Zungenspitzen-r [r] und des Zäpfchen-r [ʁ] als phonemisch korrekt gewertet werden kann, da die apikale/uvulare Bildung von Lauten im Deutschen nicht mit einem Bedeutungsunterschied einhergeht.

Fritz et al. (2011) untersuchten den Phonemerwerb nach Cochlea-Implantation an einer Stichprobe von 31 hörgeschädigten Kindern entsprechend ihres **Höralters.** 25 Kinder wurden drei unterschiedlichen Höraltergruppen 2;0–2;11 Jahre (n = 5), 3;0–3;11 Jahre (n = 11) und 4;0–4;11 Jahre (n = 9) zugeordnet und sechs Kinder

Tab. 2.1 Lauterwerb guthörender Kinder. (Nach Fox und Dodd 1999)

Altersgruppe	Erworbene Laute
1;6–1;11	m b d t n
2;0–2;5	p f v l
2;6–2;11	x g k h ʁ
3;0–3;5	j ŋ
3;6–3;11	
4;0–4;5	ç
4;6–4;11	ʃ
5;0–5;5	
5;6–5;11	

als Einzelfälle betrachtet. Das Implantationsalter der Kinder lag vor bzw. nach dem ersten Lebensjahr. Um die Verwendung einzelner Phoneme zu überprüfen wurde die Psycholinguistischen Analyse kindlicher Sprechstörungen (PLAKSS) (Fox- Boyer 2014) durchgeführt. Das Bildbenennungsverfahren wurde mit seinen 99 Items eingesetzt. Bei der Auswertung des Phoneminventars wurde zwischen wort- und silbeninitialen, silben- und wortfinalen Phonemen unterschieden. Ein Phonem galt dann als erworben, wenn es zu mindestens 67 % korrekt von einem Kind eingesetzt wurde (Fox 2009). Für die jeweiligen Altersgruppen wurde Das 75- und 90-Prozent-Kriterium herangezogen. Die Auswertung zeigt, dass in den Höraltergruppen der Zwei- und Dreijährigen kein Phonem in silbeninitialer oder -finaler Position von 75 oder 90 % der Kinder erworben war. Unter Anlage des 75-Prozent-Kriteriums fanden sich in der Gruppe der Vierjährigen silbeninitial die Phoneme /m/, /p/, /l/, /t/, /g/, /k/, /z/ und /ʃ/ und silbenfinal das Phonem /z/. Bei 90 % der Vierjährigen war lediglich das Phonem /p/ in silbeninitaler Position erworben.

Die Gruppe der vierjährigen Kinder realisierte silbeninitial signifikant mehr Phoneme als die der Zwei- und Dreijährigen, für silbenfinale Phoneme zeichnete sich lediglich eine Tendenz ab, die aber nicht signifikant war. Des Weiteren wurden verschiedene physiologische phonologische Prozesse beobachtet.

▶   Für Kinder mit Cochlea-Implantaten scheint der Erwerb silbenfinaler Phoneme schwieriger zu sein als der Erwerb silbenintialer Phoneme (Fritz et al. 2011).

Während der Phonemerwerb guthörender Kinder gegen Vollendung des vierten Lebensjahres als abgeschlossen betrachtet wird (Tab. 2.2), war der Phonemerwerb der CI-versorgten Kinder in der genannten Studie verzögert. Bei der Betrachtung einzelner hörgeschädigter Kinder fiel auf, dass eine durchaus vergleichbare Entwicklung zu guthörenden Kinder bestand. Darüber hinaus zeigte sich im Gegensatz zu guthörenden Kindern **keine bestimmte Erwerbsreihenfolge.** Für Artikulationsart, -ort oder Stimmhaftigkeit wurden keine spezifischen Vorzüge nachgewiesen. Auch hoch- und tieffrequente Phoneme tauchten in der letzten Höraltersgruppe gleichermaßen plötzlich auf.

▶   Insgesamt ist die Erwerbsreihenfolge der Laute und Phoneme denen von guthörenden Kindern sehr ähnlich. Der Erwerb neuer Konsonanten verläuft hingegen langsamer, ist aber zum Ende des 4. Lebensjahres vergleichbar.

Tab. 2.2 Phonemerwerb guthörender Kinder. (Nach Fox und Dodd 1999)

Altersgruppe	Erworbene Phoneme
1;6–1;11	m p d
2;0–2;5	b n
2;6–2;11	v f l t ŋ x h k s z
3;0–3;5	j ʁ g
3;6–3;11	
4;0–4;5	ç
4;6–4;11	ʃ
5;0–5;5	
5;6–5;11	

Exkurs: Phonemerwerb bei guthörenden Kindern

Der Phonemerwerb hörgeschädigter Kinder ähnelt dem Lauterwerb guthörender Kinder. Zuerst werden Plosive und Nasale erworben, gefolgt von Liquiden und zuletzt Frikativen (Rothweiler 2015). Mit Ausnahme von /ç/ und /ʃ/ erwerben guthörende Kinder ohne Beeinträchtigung alle Phoneme bis zum vierten Lebensjahr.

2.1.3 Erwerb von Silbenstruktur und Konsonantenverbindungen

Es hat sich gezeigt, dass Kinder mit einer angeborenen beidseitigen Schallempfindungsschwerhörigkeit Schwierigkeiten bei der Wahrnehmung hochfrequenter Konsonanten (z. B. Frikative wie /s/ und /t/) haben, insbesondere, wenn sich diese in wortfinaler Position befinden (Hennies et al. 2012; Ching et al. 2013; Bentler et al. 2014).

Tönjes et al. (2016) untersuchten, ob sich eine gestörte Lautwahrnehmung auf die Lautproduktion auswirkt. Hierzu wurde mit 30 Kindern im Alter zwischen drei und vier Jahren (11 Kinder mit Hörgeräten und 19 guthörende Kontrollkinder) ein Benenntest durchgeführt, welcher den Fokus auf einfache mit /s/ und/ oder /t/ auslautende Wörter legte. Im Rahmen einer Follow-up-Erhebung wurden die hörgeschädigten Kinder im Alter zwischen sechs und acht Jahren erneut getestet. Im Benenntest erzielten die Kinder mit Hörstörung signifikant schlechtere Ergebnisse als die guthörenden Kontrollkinder. Die Autoren fanden heraus, dass die Produktion der silbenfinalen Konsonanten /s/ oder /t/ den drei- bis vierjährigen hörgeschädigten Kindern keine Probleme bereitete. Die Kinder bildeten die Laute als Teil eines Konsonantenclusters in der Codaposition in über 90 % der Fälle. Allerdings wurde in manchen Fällen der Zielkonsonant ersetzt (z. B. [haʊt] statt [haʊs]), dies wurde von den Autoren allerding nicht als Fehler der Silbenstruktur gewertet (Tönjes et al. 2016). Silben in der Appendixposition wurden von den schwerhörigen Kindern jedoch signifikant seltener korrekt produziert als von der guthörenden Kontrollgruppe. Die hörgeschädigten Kinder realisierten den Laut in der Codaposition zwar meist korrekt, ließen aber den Konsonanten im silbenfinalen Appendix aus (z. B. [ʃtɪf] statt [ʃtɪft]). Einige der untersuchten Kinder bildeten weder den Coda- noch den Appendixkonsonanten (z. B. [keː] statt [keːks]). In der follow-up-Untersuchung konnten Tönjes et al. (2016) beobachten, dass die schwerhörigen Kinder diese Probleme im Schulalter zum größten Teil überwunden hatten. In über 90 % der Fälle produzierten sie komplexe silbenfinale Strukturen korrekt. Die Ergebnisse der Studie deuten auf einen Zusammenhang zwischen der beeinträchtigten Sprachperzeption und Problemen bei der Produktion silbenfinaler koronaler Konsonanten aus dem Hochtonfrequenzbereich hin.

Auch Penke et al. (2016) stellten fest, dass Kinder mit Hörgeräten die Laute /s/ und /t/ in silbenfinaler Position häufig auslassen oder ersetzen. Diese Laute scheinen besonders fehleranfällig zu sein, wenn ihre Position am Wortende oder innerhalb einer Konsonantenverbindung liegt. Die Autoren bestätigen die Annahme, dass nicht nur die Perzeption, sondern auch die Produktion von hochfrequenten Konsonanten für Kinder mit Hörgeräten herausfordernd zu sein scheint.

Für Kinder, die mit CI versorgt sind, können ebenfalls Defizite in der Produktion hochfrequenter **silbenfinaler Konsonanten** nachgewiesen werden (Bow et al. 2002). Die Forschergruppe um Einholz et al. (2015) untersuchte den Zusammenhang zwischen der Wahrnehmung und Produktion von Phonen und Phonemen am Wortende. Sie untersuchten die Produktionen von /n/, /m/, /s/ und /t/ im Silbenauslaut bei Kindern, die mit Hörgeräten oder Cochlea-Implantaten versorgt waren und stellten fest, dass die tieffrequenten Laute /n/ und /m/ signifikant häufiger korrekt gebildet wurden als die hochfrequenten Konsonanten /s/ und /t/. Insgesamt realisierten die CI-versorgten Kinder im Alter von vier Jahren die silbenfinalen Konsonanten /s/, /t/, /n/ und /m/ zu 91,8 % korrekt, wohingegen guthörende Kinder einen Wert von 98,6 % erreichten (Penke et al. 2016). Eine größere Diskrepanz zeigte sich bei der Diskrimination silbenfinaler Konsonanten. Hier erreichten die Kinder mit CI einen Wert von 76 % korrekt diskriminierter Konsonanten (Einholz et al. 2015), wohingegen guthörende Kinder einen Wert von 95 % aufzeigten (Hennies et al. 2012).

2.1.4　Phonologische Prozesse

In der Literatur wird kontrovers darüber diskutiert, ob hörgeschädigte Kinder im Vergleich zu guthörenden Kindern eine verzögerte oder qualitativ abweichende phonologische Entwicklung durchlaufen (Eriks-Brophy et al. 2013). Studien, welche das **Höralter** als Bezugsgröße heranzogen und die phonologische Entwicklung CI-versorgter Kinder mit der guthörender Kinder untersuchten, beschreiben eine vergleichbare Entwicklung (Buhler et al. 2007; Peter 2010). Auch Eriks-Brophy et al. (2013) beobachteten bei zehn Kindern mit Hörgeräten die gleichen Prozesse wie in der Kontrollgruppe guthörender Kinder. Da die Prozesse länger auftraten, sprechen die Autoren von einer verzögerten phonologischen Entwicklung (phonological delay). Die qualitative Analyse hingegen zeigte, dass keine Abweichungen vom regulären Spracherwerb festgestellt werden konnten. Es wurden vorrangig **Tilgungen (Auslassungen) finaler Konsonanten, Vorverlagerungen** (hintere Konsonanten werden nach vorne verlagert), **Reduktionen von Mehrfachkonsonanz, Plosivierungen** (Frikative werden durch Plosive ersetzt), **Deaffrizierungen** (Affrikaten werden durch Frikative ersetzt) und **Sonorierungen** (Ein ursprünglich stimmloses Phonem wird durch ein stimmhaftes Phonem ersetzt) nachgewiesen. Die Autoren begründen ihre Beobachtungen mit der frühen und adäquaten Hörgeräte-Versorgung, die es den Kindern ermöglicht, eine phonologische Entwicklung zu durchlaufen, die der ihrer guthörenden Altersgenossen sehr ähnlich ist. Auch Moeller et al. (2010) schlussfolgern, dass die phonologische Entwicklung von Kindern mit Hörschädigung zeitlich verzögert ist, sich qualitativ jedoch nicht von der guthörender Kinder unterscheidet.

Trotz einer frühen Versorgung und optimalen Einstellung der Audioprozessoren berichten einige Studien von einer großen Variabilität und von Besonderheiten in der phonologischen Entwicklung hörgeschädigter Kinder mit Cochlea-Implantaten (Kral et al. 2014; Fritz et al. 2011).

▶ Phonologische Prozesse werden in Silbenstrukturprozesse (Veränderung der Wort- oder Silbenstruktur), Harmonisierungsprozesse (Angleichung der Laute hinsichtlich bestimmter Merkmale) und Substitutionsprozesse (Ersetzung der Laute durch bestimmte andere Laute) unterteilt (Rothweiler 2015). Einhergehend mit dieser Unterteilung wird definiert, ob die Prozesse als physiologisch und/oder pathologisch zu bewerten sind. Nach Fox-Boyer (2016) gelten Prozesse als pathologisch, wenn sie bei weniger als zehn Prozent der Kinder auftreten.

Flipsen und Parker (2008) führten Spontansprachanalysen durch und verglichen die phonologischen Muster von sechs Kindern mit CI mit der phonologischen Entwicklung guthörender Kinder. Die Autoren nehmen eine Unterscheidung zwischen entwicklungsgemäßen physiologischen und nicht-entwicklungsgemäßen pathologischen Prozessen vor, die mit den physiologischen und pathologischen Prozessen vergleichbar sind (Fox 2009; Fox-Boyer 2016). Im Durchschnitt waren die Kinder fünf Jahre alt, ihr durchschnittliches Höralter lag bei 2;8 Jahren und das Implantationsalter bei 2;4 Jahren. Die Autoren leiten aus ihren Beobachtungen ab, dass Kinder, die mit Hörgeräten versorgt sind, zwar zahlreiche **physiologische phonologische** Prozesse zeigen, aber dass auch **pathologische Prozesse** auftreten können. Die am häufigsten beobachteten physiologischen Prozesse waren **initiale Plosivierungen.** Als pathologische Prozesse konnten vor allem **regressive Assimilationen** vermerkt werden. Im Matched-Pair-Vergleich stellten die Autoren ein signifikant häufigeres Auftreten von initialer Plosivierung, Reduktion finaler Konsonanten, Reduktion initialer Konsonantenverbindungen und Tilgung unbetonter Silben heraus. Auch Keilmann et al. (2008). beobachteten in einer Studie mit 24 hörgeschädigten Kindern, dass diese häufig **Rückverlagerungen** von Lauten zeigten, welche sich nicht den **physiologischen Prozessen** der Sprachentwicklung zuordnen ließen.

Zur phonologischen Entwicklung von **Kindern mit Cochlea-Implantaten** liegen im deutschsprachigen Raum bisher wenige Untersuchungen vor. Kral et al. (2014) testeten unilateral, bilateral und bimodal mit CI versorgte Kinder mit der PLAKSS (Psycholinguistische Analyse kindlicher Aussprachestörungen) (Fox 2009). Das Versorgungsalter (0;5 bis 5;0 Jahre) und das Höralter (0;6 bis 10;4 Jahre) variierte stark, und derart variabel waren auch die Ergebnisse. Bei den untersuchten Kindern waren bis zu 17 phonologische Prozesse zu beobachten, die als pathologisch eingestuft wurden. Bei 76 % der Kinder wurde die phonologische Entwicklung als nicht höraltersgemäß bewertet. Bei 24 % der Kinder lag eine inkonsequente phonologische Störung vor. Im Rahmen verzögerter physiologischer Prozesse stellten Reduktionen von Konsonantenverbindungen, Vorverlagerungen, Tilgungen finaler Konsonanten, Sonorierungen/Entstimmungen, Plosivierungen, Deaffrizierungen und Tilgungen unbetonter Silben die häufigsten Prozesse dar. Bei den pathologischen phonologischen Prozessen wurden vorrangig Vokalfehler, Nasalierungen und intrusive Konsonanten/Vokale beobachtet. Vor allem die Reduktionen von Konsonantenverbindungen, Vorverlagerungen und Tilgungen finaler Konsonanten traten besonders gehäuft auf (Kral et al.

2014). Die Forschergruppe konnte in ihrer Studie nachweisen, dass Kinder mit CI phonologische Prozesse mit steigendem Höralter zunehmend überwinden.

Auch Fritz et al. (2011) betonen, dass sich die von Fox (2009) aufgeführten Altersangaben zur Überwindung der phonologischen Prozesse, auch bei Zugrundelegung des Höralters, nicht ohne Einschränkungen auf Kinder mit CI übertragen lassen. Fritz et al. (2011) untersuchten drei CI-versorgte Kinder im Höralter von 2;0 bis 2;11, zehn im Höralter von 3;0 bis 3;11 und neun im Höralter von 4;0 bis 4;11 Jahren mit der PLAKSS (Fox 2009). Die Forschergruppe beschreibt, dass die phonologische Entwicklung unter Bezug auf das Höralter verzögert war und einige Prozesse wie die Reduktion von Konsonantenverbindungen, Tilgung von Konsonanten, Tilgung von Silben, Vorverlagerungen und Rückverlagerungen, gehäuft auftraten. Ebenso wie bei Kral et al. (2014) wurden Vorverlagerungen, Reduktionen von Konsonantenverbindungen und Tilgung von Konsonanten die häufigsten phonologischen Prozesse am häufigsten beobachtet, wobei Fritz et al. (2011) keine Differenzierung zwischen Tilgungen finaler und initialer Konsonanten vornehmen. Auch Änderungen der Stimmhaftigkeit und Vokalfehler wurden in beiden Studien notiert. In der Untersuchung von Fritz et al. (2011) waren zudem Rückverlagerungen und Assimilationen zu verzeichnen, die auch im Alter von vier Jahren anhielten.

Peter (2011) untersuchte die phonologische Entwicklung von Kindern mit unterschiedlicher Versorgung (Hörgeräte bzw. Cochlea-Implantate) im Höralter von 2;0 bis 8;9 Jahren mit der Patholinguistischen Diagnostik bei Sprachentwicklungsstörungen (Kauschke und Siegmüller 2002). Der Gruppenvergleich wies lediglich auf geringe Unterschiede in der phonologischen Entwicklung hin. Allerdings konnten Abweichungen der phonologischen Prozesse ausgemacht werden. Bei Kindern, die mit Hörgeräten versorgt waren, blieben frühe phonologische Prozesse länger bestehen und sie fielen durch **Auslassungen von Konsonantenverbindungen** und die **Fehlbildung von Zischlauten** auf. **Vokalprozesse** traten nur bei CI-versorgten Kindern auf. Beispielsweise wurde der Laut [ə] durch den Laut [ɛ] ersetzt (z. B. [afə] → [afɛ]) (Peter 2011). Zudem konnten bei CI-versorgten Kindern Auslassungen von Konsonanten, **Reduzierung** von Konsonantenverbindungen beobachtet werden. Natürlich bleibt zu beachten, dass unterschiedliche Versorgungsarten mit verschiedenen Schweregraden von Hörstörungen korrelieren und demnach unterschiedliche Frequenzbereiche betroffen sind. Der Unterschied zwischen akustischer und elektrischer Verstärkung des Schallsignals muss ebenfalls in die Interpretation einbezogen werden.

Phonologische Prozesse, die bei Kindern mit Hörgeräten in der Literatur häufig beschrieben werden
- Tilgungen finaler Konsonanten,
- Reduktionen von Mehrfachkonsonanz
- Vorverlagerungen
- Plosivierungen
- Deaffrizierungen
- Sonorierungen

(Kral et al. 2014; Baudonck et al. 2010; Eriks-Brophy et al. 2013; Flipsen und Parker 2008).

▶ Die phonologische Entwicklung bis zur Beherrschung des phonologischen Systems der jeweiligen Lautsprache ist bei hörgeschädigten Kindern häufig verzögert und kann demnach länger andauern als bei guthörenden Kindern. Studien weisen darauf hin, dass der Zeitraum der Verzögerung bei CI-versorgten Kindern zwischen ein bis einhalb Jahren liegt, sich jedoch mit zunehmendem Höralter immer mehr der Norm annähert oder diese erreicht (Fritz et al. 2011).

In Kürze

3

Kinder lernen bereits sehr früh in ihrer kommunikativen Entwicklung durch vielfältige Erfahrungen, dass ihr Verhalten Einfluss auf andere Personen hat (Ursache-Wirkungs-Verständnis).

Bei den ersten Protodialogen mit Sprecherwechsel (Turn-Taking) kommunizieren Eltern und Kind spielerisch, indem sie ihre Aufmerksamkeit aufeinander richten und Erlebnisse miteinander teilen. Dabei handelt es sich um lustvolle Dialoge, die (noch) keine tatsächlichen sprachlichen Informationen transportieren (müssen).

Mit der Fähigkeit zur Objektpermanenz lernt das Kind, dass Gegenstände auch dann noch vorhanden sind, wenn man sie nicht sehen kann.

Mit dem Beginn der gezielten intentionalen Kommunikation lernt das Kind, die Bezugspersonen willentlich in seine Äußerungen mit einzubeziehen.

Schließlich entdeckt das Kind die Symbolfunktion von Sprache und beginnt damit, Lautsprache gezielt als Kommunikationsmittel einzusetzen.

Diese Entwicklungsschritte können bei hörgeschädigten Kindern erschwert sein, da Eltern aufgrund fehlender oder verzögerter Reaktionen ihrer Kinder verunsichert werden und den Kindern (bewusst oder unbewusst) seltener kommunikative und dialogische Angebote unterbreiten, obwohl sie eigentlich mehr Wiederholungen bräuchten.

Ein wichtiger Baustein in der frühen Sprachförderung ist daher die Bewusstmachung und der gezielte Einsatz der intuitiven elterlichen Didaktik, sowie die Ermunterung der Eltern, häufige Wiederholungen anzubieten, auch wenn Reaktionen der Kinder zunächst ausbleiben oder nicht prompt erfolgen.

Es ist trotz der zahlreichen Überschneidungen wichtig, zwischen der Entwicklung der Sprache und der Entwicklung des Sprechens zu differenzieren.

© Der/die Herausgeber bzw. der/die Autor(en), exklusiv lizenziert durch Springer Fachmedien Wiesbaden GmbH, ein Teil von Springer Nature 2020
K. Schäfer und V. Hoffmann, *Sprachentwicklung bei kindlichen Hörstörungen: Phonetik und Phonologie*, essentials,
https://doi.org/10.1007/978-3-658-30961-9_3

25

3.1   Sprachentwicklung als Teil der kognitiven Entwicklung

- Erwerb von Regeln des Lautsystems, der Grammatik, des Wortschatzes und narrativer Kompetenzen (erzählen, beschreiben).
- Das Sprachverständnis ist der expressiven Sprachentwicklung meist deutlich überlegen, d. h. dass das Kind mehr versteht als es selbst sprechend ausdrücken kann.
- Erwerb der sprachlichen Kompetenz erfolgt zeitgleich mit der Kommunikations- und Sprechentwicklung:
- Ab 12 Monate: Einwortsätze
- Ab 18 Monate: Mehrwortsätze
- Ab 18–36 Monate: explosionsartige Wortschatzentwicklung

3.2   Sprechentwicklung

Beginn der Lautbildung, Lautproduktion
Sprechgeschwindigkeit, -flüssigkeit
Betonung, Prosodie
Stimmeinsatz
Voraussetzungen:

Ausbildung der Mundmuskulatur (Wahrnehmungsfähigkeit des Zusammenspiels der Muskeln (taktil-kinästhetische Wahrnehmung), Kontrolle von Atmung und Stimmgebung).

Die Früherkennung und frühe Versorgung mit Hörsystemen bietet die Grundlage dafür, die sensiblen Phasen für das Hörenlernen innerhalb der ersten beiden Lebensjahre auszunutzen. Der Erwerb von Lautsprache wird wesentlich durch das frühe Vorhandensein von Hörhilfen erleichtert.

Das Auslassen wichtiger Meilensteine in der frühen Hör- und vorsprachlichen Kommunikationsentwicklung kann bei Kindern Hinweis auf eine nicht erkannte Hörstörung sein.

Früherkennung und Frühversorgung bieten eine wichtige Grundlage für den Lautspracherwerb bei Kindern mit einer Hörstörung. Eine späte Versorgung stellt einen Risikofaktor für den Erwerb von Lautsprache dar.

Hörgeschädigte Kinder profitieren darüber hinaus von einem angemessenen und anregenden Sprachstil ihrer Bezugspersonen.

Das Vorhandensein früher vorsprachlicher kommunikativer Verhaltensweisen des Kindes (Turn-taking-skills, Joint Attention, triangulärer Blickkontakt) erleichtert es Eltern auf der anderen Seite, angemessen auf die Impulse des Kindes zu reagieren.

Kinder mit Hörstörung zeigen in vielen Fällen Auffälligkeiten in ihrer Sprach- und Sprech- sowie kommunikativen Entwicklung. Diese Abweichungen können – sofern sie nicht erkannt werden bzw. unbehandelt bleiben – Auswirkungen auf die kognitive, sozial-emotionale und schulische Entwicklung haben.

Was Sie aus diesem *essential* mitnehmen können

- Der Verlauf der Sprech- und Sprachentwicklung verläuft bei hörgeschädigten Kindern ausgesprochen heterogen und ist u. a. abhängig von individuellen Voraussetzungen wie Grad des Hörverlusts, Dauer des Hörverlusts, Versorgungszeitpunkt, Versorgungsform etc.
- Bereits in der frühkindlichen Lallentwicklung können in vielen Fällen Unterschiede zwischen hörgeschädigten und guthörenden Kindern beobachtet werden.
- Eine periphere Hörstörung hat Einfluss auf die Eltern-Kind-Interaktion. Wenn das Kind aufgrund der beeinträchtigten Hörfähigkeit nicht adäquat bzw. verzögert auf kommunikative Angebote der Eltern eingeht, so reagieren diese häufig mit Verunsicherung und in vielen Fällen mit einer Reduktion ihres natürlichen elterlichen Kommunikationsangebots. Dies hat wiederum starken Einfluss auf die frühe Hör- und Sprachentwicklung.
- Eine (ungestörte) Lautsprachentwicklung kann bei hörgeschädigten nicht ohne Weiteres vorausgesagt werden. Eine wichtige Voraussetzung für den Lauterwerb ist jedoch die Fähigkeit zur Lautwahrnehmung über das apparativ versorgte Ohr.
- Hörgeschädigte Kinder entwickeln Laute und Phoneme vermutlich in einer ähnlichen Reihenfolge wie guthörende Kinder. Laute, die von den Kindern über das Mundbild anderer Menschen besser gesehen werden können, werden von den Kindern häufiger korrekt gebildet als Laute, deren Artikulationsort visuell kaum oder gar nicht erschlossen werden kann.
- Silbenfinale, unbetonte Konsonanten werden von den Kindern häufig schlechter gehört als silbeninitiale Phoneme und daher auch seltener korrekt gebildet.

K. Schäfer und V. Hoffmann, *Sprachentwicklung bei kindlichen Hörstörungen: Phonetik und Phonologie*, essentials, https://doi.org/10.1007/978-3-658-30961-9

Literatur

Baudonck N, Dhooge I, D'haeseleer E, van Lierde K (2010) A comparison of the consonant production between Dutch children using cochlear implants and children using hearing aids. In: International Journal of Pediatric Otorhinolaryngology 74: 416–421

Bass-Ringdahl SM (2010) The Relationship of Audibility and the Development of Canonical Babbling in Young Children With Hearing Impairment. In: Journal of Deaf Studies and Deaf Education 15 (3): 287–310

Beinum FJ van, t'Hullenaar-Doppen L van (2010) Babybabbels – methodiek voor het beschrijven van vroege spraakontwikkeling. Nederlandstalig, Leuven/Den Haag: Acco

Bentler R, Walker E, McCreery R, Arenas RM, Roush P (2014) Nonlinear Frequency Compression in Hearing Aids: Impact on Speech and Language Development. In: Ear & Hearing 35 (4): 143–152

Blamey PJ, Baryy JG, Jacq P (2001) Phonetic inventory development in young cochlear implant users 6 years postoperation. In: Journal of Speech and Hearing Research 44: 73–79

Bow CP, Blamey PJ, Paatsch LE, Sarant JZ (2002) Comparison of methods in speech acquisition research. In: Clinical Linguistics and Phonetics 16: 135–147

Brady NC, Marquis J, Fleming K, McLean L (2004) Prelinguistic predictors of language growth in children with developmental disabilities. In: Journal of speech, language, and hearing research 47: 663–677

Bruner J (2002) Wie das Kind sprechen lernt. (2. Aufl.) Hans Huber, Bern

Buhler HC, DeThomasis B, Chute P, DeCora A (2007) An Analysis of phonological process use in young children with cochlear implants. In: The Volta Review 107: 55–74

Butterworth G, Morissette P (1996) Onset of pointing and the acquisition of language in infancy. In: Journal of reproductive and infant psychology 14: 219–231

Butzkamm W, Butzkamm J (2004) Wie Kinder sprechen lernen. (2. Aufl.) Francke, Tübingen

Ching TYC, Day J, Zhang V, Dillon H, Van Buynder P, Seeto M, Hou S, Marnane V, Thomson J, Street L, Wong A, Burns L, Flynn C (2013) A randomized controlled trial of nonlinear frequency compression versus conventional processing in hearing aids: Speech and language of children at three years of age. In: International Journal of Audiology 52: 46–54

Eilers E, Oller DK (1994) Infant vocalizations and the early diagnosis of severe hearing impairment. In: Pediatrics 124: 199–203

Eilers E, Oller DK, Levine S, Basinger D, Lynch MP, Urbano R (1993) The role of prematurity and socioeconomic status in the onset of canonical babbling in infants. In: Infant behavior and development 16: 297–315

Einholz A, Wimmer E, Hennies J, Rothweiler M, Penke M (2015). The Acquisition of verbal morphology in German children with hearing impairment – a comparison between children treated with hearing-aids and children with CI. In Proceedings of the 22nd International Congress on the Education of the Deaf (ICED). Athen

Eriks-Brophy A, Gibson S, Tucker SK (2013) Articulatory Error Patterns and Phonological Process Use of Preschool Children with and without Hearing Loss. In: The Volta Review 113 (2): 87–125

Ertmer DJ (2005) The Source for Children with cochlear implants. LinguiSystems, Austin, Texas

Flipsen PJ, Parker R (2008) Phonological patterns in the conversational speech of children with cochlear implants. In: Journal of Communication Disorders 41: 337–357

Fox AV, Dodd BJ (1999) Der Erwerb des phonologischen Systems in der deutschen Sprache. In: Sprache Stimme Gehör 23: 183–191

Fox AV (2009) PLAKSS Psycholinguistische Analyse kindlicher Sprechstörungen. Manual (4.Auflage). Pearson Assessment & Information GmbH, Frankfurt/ Main

Fox-Boyer AV (2014) Psycholinguistische Analyse kindlicher Aussprachestörungen: PLAKSS-II. Pearson Assessment, Frankfurt/ Main

Fox-Boyer A (2016) Kindliche Aussprachestörungen. Phonologischer Erwerb, Differenzialdiagnostik, Therapie. Schulz-Kirchner Verlag, Idstein

Friederici AD, Hahne A (2000) Neurokognitive Aspekte der Sprachentwicklung. In: Grimm H (Hrsg.) Enzyklopädie der Psychologie. Themenbereich C: Theorie und Forschung, Serie III: Sprache, Band 3: Sprachentwicklung. Hogrefe, Göttingen: 273–310

Fritz T, Bekermann A, Lang-Roth R, Streicher B (2011) Phonologische Entwicklung hörgeschädigter Kinder mit Cochlea-Implantat im Höralter von 0 bis 9 Jahren. In: 28. Wissenschaftliche Jahrestagung der Deutschen Gesellschaft für Phoniatrie und Pädaudiologie e. V., 2. Dreiländertagung D-A-CH. Medical Science GMS Publishing House, Düsseldorf

Garbe C (2015) "Joint Attention Please!" In: Unterstützte Kommunikation 3/15. Von Loeper, Karlsruhe: 38–41

Goldfield BA (1990) Pointing, naming, and talk about objects: Referential behaviour in children and mothers. In: First Language 10: 231–242

Hansson K, Sahlén B, Mäki-Torkko E (2007) Can a 'single hit' cause limitations in language development? A comparative study of Schwedish children with hearing impairment and children with specific language impairment. In: International Journal of Language & Communication Disorders 42: 207–323

Hapsburg D von, Davis BL (2006) Auditory sensitivity and the prelinguistic vocalizations of early-amplified infants. In: Journal of Speech, Language, and Hearing Research 49 (4): 809–822

Hennies J, Penke M, Rothweiler M, Wimmer E, Hess M (2012) Testing the phonemes relevant for German verb morphology in hard-of-hearing children: the FinKon-test. In: Logopedics Phoniatrics Vocology, 37 (2): 83–93

Horsch U (2004) (Hrsg.) Frühe Dialoge – Früherziehung hörgeschädigter Säuglinge und Kleinkinder. Ein Handbuch. Verlag hörgeschädigte Kinder, Hamburg

Kauschke C, Siegmüller J (2002) Patholinguistische Diagnostik bei Sprachentwicklungsstörungen. Elsevier, Amsterdam

Keilmann A, Klüsener P, Freude C (2008) Aussprachstörung bei Kindern mit spezifischer Sprachentwicklungsstörung und schwerhörigen Kindern im Vergleich. In: Laryngo-Rhino-Otologie 87: 704–710

Kishon-Rabin L, Segal O, Algom D (2009) Associations and dissociations between psychoacoustic abilities and speech perception in adolescents with severe-to-profound hearing loss. In: Journal of Speech Language and Hearing Research 52: 956–972

Kishon-Rabin L, Taitelbaum-Swead R, Ezrati-Vinacour R, Hildesheimer M (2005) Prelexical vocalization in normal hearing and hearing-impaired infants before and after cochlear implantation and its relation to early auditory skills. In: Ear & Hearing 26: 17–29

Kral K, Streicher B, Junge I, Lang-Roth R (2014) Phonologische Entwicklung bei Kindern mit Cochleaimplantat(en). In: HNO 62 (5): 367–373

Kristen S, Sodian B, Licata M, Thoermer C, Poulin-Dubois D (2012) The development of internal state language during the third year of life: a longitudinal parent report study. In: Infant and Child Development 21 (6): 634–645

Lüke C, Grimminger A, Rohlfing KJ, Linszkowski U, Ritterfeld U (2016) In infants' hands: Identification of preverbal infants at risk for primary language delay. In: Child Development 88 (2): 484–492

Mayne AM, Yoshinaga-Itano C, Sedey AL (2000a) Receptive vocabulary development of infants and toddlers who are deaf or hard of hearing. In: The Volta Review 100: 29–52

Mayne AM, Yoshinaga-Itano C, Sedey AL, Cares A (2000b) Expressive vocabulary development of infants and toddlers who are deaf or hard of hearing. In: The Volta Review 100: 1–28

McCune L, Vihman MM (2001) Early phonetic and lexical development: a productivity approach. In: Journal of speech, language, and hearing research 44: 670–684

Moeller MP, McCleary E, Putman C, Tyler-Krings A, Hoover B, Stelmachowicz P (2010) Longitudinal development of phonology and morphology in children with late identified mild-moderate sensorineural hearing loss. In: Ear & Hearing 31 (5): 625–635

Moeller PM, Hoover B, Putman C, Arbataitis K, Bohnenkamp G, Peterson B, Wood S, Lewis D, Pittman A, Stelmachowicz P (2007) Vocalizations of infants with hearing loss compared with infants with normal hearing: part I – phonetic development. In: Ear & Hearing 28: 605–627

Nathani S, Oller DK, Neal AR (2007) On the robustness of vocal development: an examination of infants with moderate-to-severe hearing loss and additional risk factors. In: Journal of speech, language and hearing research 50: 1425–1444

Oller DK, Eilers RE (1988) The role of audition in infant babbling. In: Child Development 59: 441–449

Papousek M (1994) Vom ersten Schrei zum ersten Wort – Anfänge der Sprachentwicklung in der vorsprachlichen Kommunikation. Hans Huber, Bern, Göttingen, Toronto, Seattle

Penke M, Wimmer E, Hennies J, Hess M (2016) Inflectional morphology in German hearing-impaired children. In: Logopedics Phoniatrics Vocology 42 (1): 9–26

Peter K (2010) Phonetisch-phonologische Sprachentwicklung hörgeschädigter Kinder mit unterschiedlicher Versorgung. In: Forum Hals-Nasen-Ohrenheilkunde 12: 197–200

Peter K (2011) Studie zur Sprachentwicklung hörgeschädigter Kinder mit unterschiedlicher Versorgung. In: Schnecke 71: 38–39

Ramers KH (2015). Phonologie. In: Meibauer J, Demske U, Geilfuß-Wolfgang J, Pafel J, Ramers KH, Rothweiler M, Steinbach M (Hrsg.) Einführung in die germanistische Linguistik. J. B. Metzler, Stuttgart: 71–119

Rothweiler M (2015) Spracherwerb. In: Meibauer J, Demske U, Geilfuß-Wolfgang J, Pafel J, Ramers KH, Rothweiler M, Steinbach M (Hrsg) Einführung in die germanistische Linguistik. J.B. Metzler, Stuttgart

Schauwers K, Gillis S, Govaerts PJ (2008) The Characteristics of Prelexical Babbling After Cochlear Implantation Between 5 and 20 Months of Age. In: Ear & Hearing 29: 1–11

Schramm B, Keilmann A, Brachmaier J (2010) Canonical babbling and early hearing and language development of normal hearing children and children with cochlear implants. In: Cochlear Implants Int. 11: 375–378

Smith LS, Dmochowski PA, Muir DW, Kisilevsky BS (2007) Estimated cardiac vagal tone predicts fetal responses to mother's and stranger's voices. In: Developmental Psychobiology 49 (5): 543–547

Stelmachowitz P, Pittman A, Hoover B, Lewis D, Moeller MP (2004) The importance of high-frequency audibility in the speech and language development of children with hearing loss. In: Archives of Otolaryngology – Head and Neck Surgery 130: 556–56

Tait M, Lutman ME, Robinson K (2000) Preimplant measures of preverbal communicative behavior as predictors of cochlear implant outcomes in children. In: Ear & Hearing 21: 18–24

Thompson MD, Thompson G (1991) Early identification of hearing loss: listen to parents. In: Clinical pediatrics 30 (2): 77–80

Tönjes M, Fuchs S, Penke M (2016) Silbenstrukturelle Prozesse bei schwerhörigen Kindern. In: Sprache Stimme Gehör 40: 1–9

Välimaa TT, Kunnari SM, Laukkanen-Nevala P, Ertmer DJ (2019) Vocal Development in Infants and Toddlers With Bilateral Cochlear Implants and Infants With Normal Hearing. In: Journal of Speech Language and Hearing Research 21;62(5):1296–1308

Vihman MM, Greenlee M (1987) Individual differences in phonological development: ages one and three years. In: Journal of speech and hearing research 30: 503–521

Wermke K (2004) Vom Schreien zur Sprache. Was die Schrei-Melodien von Säuglingen über die vorsprachliche Entwicklung aussagen. In: Frühförderung interdisziplinär 23: 61–68

Wermke K (2006) Die Bedeutung der frühesten Babylaute für den Spracherwerb. Erste Ergebnisse einer Längsschnittuntersuchung im Rahmen der Deutschen Sprachentwicklungsstudie. In: Kinderärztliche Praxis. Sonderheft „Frühe Gesundheitsförderung und Prävention": 18–23

Wilken E (2006) (Hrsg.) Unterstützte Kommunikation. Eine Einführung in Theorie und Praxis. (2. Aufl). Kohlhammer, Stuttgart

Wirth G, Ptok M, Schönweiler R (2000) Stammeln (Dyslalie). In: Wirth G (Hrsg.) Sprachstörungen, Sprechstörungen, Kindliche Hörstörungen. Lehrbuch für Ärzte, Logopäden und Sprachheilpädagogen. (5., überarbeitete Aufl.) Deutscher Ärzte Verlag, Köln: 307–347

Zollinger B (2007) Die Entdeckung der Sprache. Beiträge zur Heil- und Sonderpädagogik. Erziehung, Unterricht, Diagnostik, Therapie. (4. Aufl.) Paul Haupt, Bern

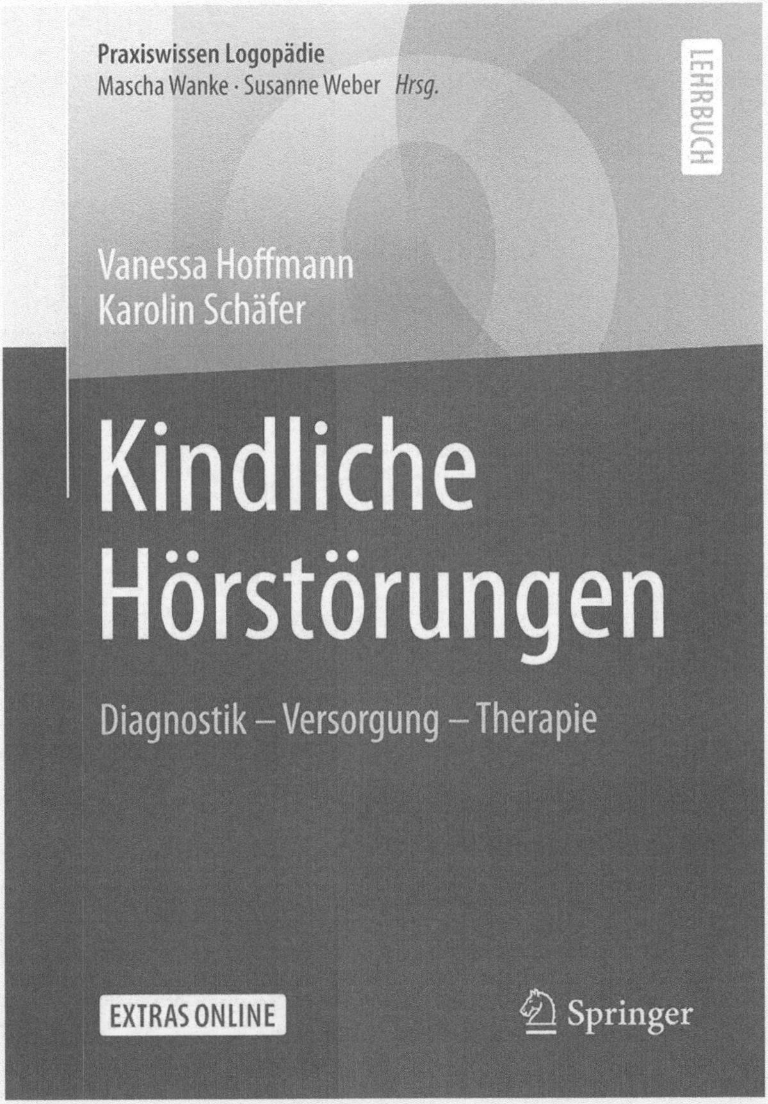